AVIS AU PEUPLE

SUR LE

CHOLÉRA-MORBUS.

REMÈDES SIMPLES, FACILES,

qu'il doit employer sans attendre l'arrivée du médecin ;

PAR F. DUFAY,

Docteur et ancien *prosecteur* de la Faculté de Médecine de Paris, ancien chirurgien interne de l'Hôtel-Dieu et de l'hôpital de la Charité, professeur d'Anatomie et d'Accouchemens, inventeur d'un *Tableau* représentant les *phénomènes de la grossesse et de l'accouchement.*

« La facilité de croire, et la vanité de vouloir
« tout connaître sont les deux sources de l'erreur
« et de l'ignorance. »

Marquis DARGENS.

ÉDITION TIRÉE A 10,000 EXEMPLAIRES.

Prix : 1 fr.

PARIS,

CHEZ L'AUTEUR, QUAI DE L'ÉCOLE, N° 8.

DAUBRÉE, LIBRAIRE, GALERIE VIVIENNE, N° 46.

1833.

Te 34 127

AVIS AU PEUPLE

SUR LE

CHOLÉRA-MORBUS.

REMÈDES SIMPLES, FACILES,

qu'il doit employer sans attendre l'arrivée du médecin;

PAR P. DUFAY,

Docteur et ancien *prosecteur* de la Faculté de Médecine de Paris, ancien chirurgien interne de l'Hôtel-Dieu et de l'hôpital de la Charité, professeur d'Anatomie et d'Accouchemens, inventeur d'un *Tableau* représentant les *phénomènes de la grossesse et de l'accouchement.*

« La facilité de croire, et la vanité de vouloir tout connaître sont les deux sources de l'erreur et de l'ignorance. »

Marquis Dargens.

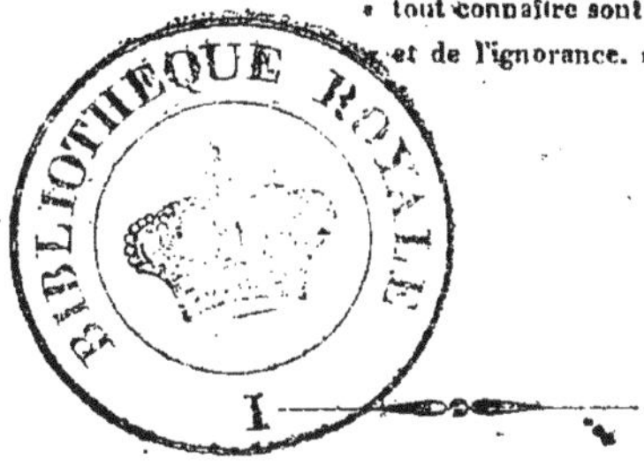

PARIS,

CHEZ L'AUTEUR, QUAI DE L'ÉCOLE, N° 8.

DAUBRÉE, LIBRAIRE, GALERIE VIVIENNE, N° 46.

1833.

INTRODUCTION.

Le *Choléra-Morbus* n'est pas nouveau, et on s'en souviendra aussi long-temps que de la révolution de juillet. Nos célébrités médicales avaient promis, lorsque la fougue des passions serait calmée, de donner le résumé de leurs recherches sur le caractère et sur les remèdes les plus convenables à employer contre cette triste et cruelle maladie ; mais, comme l'a dit le *Corsaire* (1), leurs promesses sont toujours négatives, et nous courons le risque d'attendre sans résultat, à peu près comme pour la solution de la question sur la fièvre jaune : il n'y a que dix ans que dure le débat pour décider si elle est ou non contagieuse !

En attendant, les journaux nous signalent chaque jour de nouveaux ravages du *Choléra*, soit dans les colonies, soit en Russie, en Angleterre, en Hollande, en Portugal, en Espagne, etc. Une plus longue incurie serait en quelque sorte coupable ; car si ce fléau venait à s'introduire de nouveau par le midi de notre belle France, que lui opposerions-nous ? Les cordons sanitaires et l'instruction populaire

---

(1) Du 22 septembre 1833.

sont usés : le public en a connu l'efficacité à ses dépens ! Dans cet état de choses, et cédant aux conseils de nos amis, témoins des succès de notre méthode curative (1), nous nous sommes décidé à la publier, précédée d'un bref exposé où l'on trouvera l'historique de l'apparition du *Choléra*; l'itinéraire qu'il a suivi pour arriver en France ; les moyens opposés à son invasion, et ceux *curatifs* employés ou conseillés par les sommités médicales requises

---

(1) On sait que durant les premiers mois de l'épidémie, toutes sortes de maladies communes à diverses personnes, selon l'âge, le sexe, le tempérament, la saison, etc., furent considérées et traitées comme *maladie cholérique*, par les maîtres et les disciples. Pour que l'on ne nous confonde pas avec ces célébrités, voici quelques noms et la demeure de quelques-unes des personnes que nous avons aidé à guérir du *choléra*, afin que ceux qui le voudront puissent s'enquérir de la véracité de nos assertions :

Madame Bochet, rue S.-Germain l'Auxerrois, n° 31.
Madame Laffay, rue St.-Germain l'Auxerrois, n° 22.
M. Gautier, rue St.-Germain-l'Auxerrois, n° 10.
M. Martin, rue de la Sonnerie, n° 5.
Madame Houssin, rue des Prêtres-St-Germ.-l'Auxerrois, n. 10.
Une marchande de salade, rue des Prêtres-St.-G.-l'Aux., 10.
Madame Darblay, quai de l'Ecole, n° 10.
M. Gouix, rue de Beaune, n° 13.
M. Lemoine, rue Croix-des-Petits-Champs, n° 44.
Madame Deville, 2e jour de sa couche, rue des V.-Aug., 41.
M. de Moria, âgé de 80 ans, rue Culture-Ste.-Catherine, n° 57, *mort*.
Madame Desnoyers, septuagénaire, quai de la Tournelle, *morte*.

par les autorités, et de plus ce qu'en ont pensé, dit et transmis les anciens.

Peu de temps après la révolution de juillet 1830, les journaux annoncèrent que le *Choléra* avait attaqué les habitans de Nowogorod. Aussitôt que le Czar en fut instruit, il se rendit sur les lieux ; il fit entourer la ville d'un cordon sanitaire, pour empêcher la propagation de ce terrible fléau dans ses vastes états. Cette précaution sage, en apparence, ne fit qu'irriter le *Choléra* qui, dit-on, saisit le Czar au collet et le mit au violon (au lit) ; puis, franchissant le cordon sanitaire, en un clin-d'œil il fut à Saint-Pétersbourg. Après avoir laissé dans cette nouvelle capitale des Czars des marques de sa très haute puissance, il se rendit en Pologne. Sur sa route, il rencontra le grand duc *Constantin*, son épouse, et *Diebitsch*, qu'il strangula. De la Pologne, notre grand voyageur fut en Hongrie ; de la Hongrie il se rendit en Autriche ; d'Autriche il passa en Prusse, et de là à Hambourg, où il s'embarqua pour l'Angleterre, et, malgré la quarantaine, il vint d'Angleterre en France, vers l'équinoxe du printemps de l'an de grâce 1832 ; il descendit au Carrousel :

Et la garde qui veille aux barrières du Louvre,
N'en défend pas *les* rois.

Le journal des Débats (1) raconte que, « tout à coup le bruit se répandit à la Cham-« bre des Députés, que trois personnes au ser-« vice du maréchal *Lobau* avaient succombé, « en 12 heures, à une attaque du *Choléra*. » Cet autre bruit courut parmi le peuple : « le « *Choléra* est descendu chez le commandant « pour avoir son billet de logement (2), en « attendant son casernement (3). » A part tous ces bruits, il est de fait qu'il se propagea dans les diverses sections de la capitale. L'autorité dont le devoir est de veiller à la sûreté publique et de protéger la société contre les fléaux qui pourraient l'atteindre, avait préparé de longue-main les moyens d'empêcher le *Choléra* d'entrer en France et ceux pour le combattre, s'il osait y entrer. Les conseils de salubrité et de santé réunis, avaient déclaré que les mesures à employer se divisaient en moyens préservatifs, et en moyens curatifs.

Avant l'invasion du *Choléra-Morbus* en France, deux millions furent préalablement demandés et accordés par les Chambres, à l'effet de former un cordon sanitaire, à l'instar de celui de 1823, qui avait eu *mission* d'arrêter à nos frontières, la fièvre jaune d'Espagne.

---

(1) 28 mars 1832.
(2) Ambulance.
(3) Salles dans les hôpitaux.

Comme nous n'avons plus de *missionnaires*, huit docteurs furent choisis dès la fin de 1831, et envoyés en Pologne, où sévissait alors le *Choléra*, pour en étudier, disait-on, la nature et les moyens médicaux. On nous apprendra peut-être un jour le résultat de leurs études en Pologne.

Pour le cas où ledit *Choléra* entrerait en France, une instruction populaire destinée à le combattre, fut, dès novembre 1831, insérée dans les journaux.

Enfin, quand le *Choléra* parut dans la capitale, toutes les lumières se réunirent de nouveau en conseil, et sa décision fut que l'instruction populaire publiée en 1831, serait de rechef insérée dans les journaux, imprimée et distribuée au nombre de quarante mille exemplaires.

L'administration se fondant sur la raison et l'expérience de ces conseils, ordonna, pour l'assainissement des rues, des balayages extraordinaires pour l'enlèvement des immondices solides ; et pour faire couler les liquides dans les égouts, elle fit ouvrir les bornes fontaines durant plusieurs heures du jour ; elle invita les habitans, non seulement à balayer le devant de leurs maisons, mais encore à faire d'abondantes lotions d'eau chlorurée dans les cuvettes, plombs et conduites servant à l'écoulement des eaux ménagères ; dans certaines rues privilégiées, on fit répandre des tonneaux d'eau chlorurée, mais dans d'autres on fit creuser des égouts et fouiller le marché St.-Joseph, servant autrefois d'église et de cimetière. On ne vit pas sans quelque étonnement, d'un côté des terres saturées, depuis des siècles, d'immondices liquides, et de l'autre, des ossemens, des terres imprégnées de substances animales, exposés à l'action de l'air ambiant ; de plus, les immondices journalières déposées sur la voie publique, y séjournèrent, par l'impossibilité de les faire enlever et de faire écouler la partie liquide dans les ruisseaux qui n'existaient plus.

Prévenir ou sévir sont les devoirs de l'autorité. Durant une année, des émeutes se renouvellent de trois mois en trois mois ; des assassinats se commettent sur la voie publique ; des bruits d'empoisonnement circulent de bouche en bouche ; le vin, le lait, le pain, la viande, enfin tout ce qui est de première nécessité pour l'entretien de la vie, sont soi-disant, les objets dont on se sert pour faire avaler le poison (1) : l'alarme se répand, la crainte, la peur, la frayeur et la terreur s'emparent des familles. Pour apaiser ou pour diminuer cette

(1) *Débats*, 4, 5 et 6 avril 1832.

panique, on écrit dans les journaux qu'on est sur la trace des coupables; on ordonne aux porteurs d'eau de fermer hermétiquement leurs sceaux et de cadenasser leurs tonneaux. Tout cela est bien, mais chacun se demande quels sont les auteurs de toutes ces calamités ? où sont les émeutiers, les assassins et les empoisonneurs ? L'autorité qui veille à la sûreté publique ne nous a point révélé péremptoirement les fauteurs de ces forfaits. Cependant le journal des Débats dit (1) : « La proclamation que M. Gisquet a adressée ce matin aux « habitans de Paris, semblait avoir donné « quelque consistance à ces bruits funestes. » Nous ne dirons pas avec *Bossuet*, *que le peuple se laissait conduire par ses magistrats séditieux.* C'est, dit-on, sa politique; mais qu'est-ce que la politique ? c'est l'art de gouverner et de policer les états pour y entretenir l'ordre, la sûreté et l'honnêteté des mœurs; la bonne politique ne consiste pas seulement à faire des conquêtes, mais à gagner l'amour du peuple.

On a défini la politique l'art de jouer et de tromper les hommes; ce qui s'appelle fraude et infidélité dans le commerce de la société, prend le beau nom de politique dans le cabinet des princes. Comme la ruse, la finesse

(1) 5 avril 1832.

et l'hypocrisie ne doivent jamais entrer dans le cœur d'un vrai médecin, il s'ensuit, d'après *Hippocrate*, que la profession de médecin, est au-dessus de celle des pontifes et des rois : « *Dites à votre maître que je suis assez riche ;* « *que l'honneur ne me permet pas de recevoir ses* « *présens et d'aller secourir les ennemis de la* « *Grèce* (1). »

Si nous avons parlé d'émeutes, d'assassinats et d'empoisonnemens, ce n'est point en vue d'incriminer personne, mais seulement pour constater que de toutes les passions, la CRAINTE a été une des principales causes de l'augmentation du nombre des victimes du *Choléra*, durant l'épidémie.

En effet, les affections intellectuelles, dites morales, agissent tout à la fois sur le corps et sur l'esprit, soit en affaiblissant les solides, soit en altérant les fluides, soit enfin en troublant l'ordre accoutumé des fonctions propres à l'entretien de la vie et de la santé. Toutes ces passions malfaisantes se rapportent à la CRAINTE; la peur, la frayeur et la terreur n'en sont que des nuances : ces trois effets de la CRAINTE produisent dans le corps de l'homme, quoiqu'à des degrés

---

(1) Réponse d'*Hippocrate* à *Histanes*, gouverneur de l'Hellespont, qui lui faisait des propositions de la part du roi *Artaxercès-Longue-Main*.

différens, le reflux de toutes les humeurs de la périférie du corps dans l'intérieur, comme cela a lieu dans le *Choléra-Morbus.*

S'il n'a pas existé plus d'harmonie dans la définition, le siége de la maladie du *Choléra* et les moyens curatifs, que dans les mesures préservatives, ainsi que nous l'avons déjà fait remarquer, il ne faut pas s'en étonner; il en devait être ainsi : les mêmes causes pourraient-elles ne pas produire les mêmes effets? il en fut ici à peu près comme en 1823, époque de la fièvre jaune d'Espagne : « Il y a des temps où l'on peut « impunément faire les choses les plus hardies ». (*Voltaire*). N'a-t-on pas avoué publiquement que la maladie du *Choléra* était nouvelle. Par cet aveu, n'a-t-on pas déclaré qu'on ignorait l'origine, le siége, les causes, les simptômes et les remèdes curatifs de ce cruel fléau, et laissé ainsi aux ambitieux ignorans la faculté de s'ingérer de la guérison des malades! Nous dirons qu'il y a deux sortes d'ambitions : l'une louable, celle du vrai médecin qui sait, d'après *Celse,* que sans la nature, l'art ne peut rien ; que l'expérience, d'après *Hippocrate,* est trompeuse, quoiqu'elle contribue pour beaucoup à perfectionner la méthode de traiter les malades. Cependant un médecin peut voir des malades toute sa vie, sans être plus éclairé. S'il ne voit d'autres objets que ceux que lui présente sa faible vue, il n'en tirera que de frivoles observations. Mais celui qui lit, étend ses lumières : la lecture fait parcourir à l'esprit un champ plus vaste que la pratique la plus étendue : elle joint à notre expérience celle de nos prédécesseurs ; c'est de leur concours qu'on peut attendre quelques progrès : c'est à la théorie à nous guider dans toute la pratique à suivre pour le traitement des malades, comme c'est à l'expérience à la confirmer. On ne doit pas traiter les maladies aiguës comme les maladies chroniques : on est long-temps à guérir des maladies chroniques, au contraire on guérit ou l'on meurt promptement des maladies aiguës. L'autre espèce d'ambition (ce désir funeste des titres et des honneurs) est l'apanage de la médiocrité vantée et protégée par les intrigans ; celle-ci veut, à tout prix, percer la foule, dût-il en résulter la perte d'un million d'hommes, ou le bouleversement d'un état, peu importe pourvu qu'elle ait le dessus. Cependant elle n'a rien lu *ni rien appris*, et elle improvise des maladies par des noms *nouveaux ;* mais l'abus qu'elle en fait ne peut en imposer, et nous n'en trouvons pas moins ridicule tout ce qui est contre le bon sens, contre la santé et tout ce qui peut compromettre la vie des hommes. N'est-ce donc pas assez que la guerre existe entre les royaumes, faut-il que de basses jalousies la fassent naître parmi ceux appelés à consoler l'humanité souffrante! Chez les Romains, les rivalités et les ambitions cessaient sitôt qu'il s'agissait du bien de la patrie; mais malheureusement la patrie n'est plus qu'un vain nom chez nous, ou pour mieux dire, il n'est plus d'autre mobile que l'intérêt personnel. C'est cet intérêt vil et exclusif qui a fait publier depuis l'Hôtel-Dieu jusqu'à la Pitié, que le *Choléra-Morbus* était une maladie nouvelle; cependant on lui a donné le surnom d'*asiatique*, sans réfléchir que toutes les maladies pouvaient recevoir ce qualificatif; en effet, si nous en croyons les meilleurs chronologistes, la génération du monde, et non sa création, ne se fit-elle pas en Orient, dans la saison de l'automne, entre quatre fleuves, l'Euphrate, le Tigre, le Gange et le Nil? Selon *l'Ecclésiastique*, tout ne fut-il pas créé à la fois : *creavit omnia simul*; ou, d'après les mythologistes, toutes les maladies, tous les maux n'étaient-ils pas renfermés dans la boîte de *Pandore*, première ou seconde édition des pommes d'*Eve*! Cela nous autorise à dire avec l'Ecclésiaste : Rien de nouveau sous le soleil: *nihil sub sole novum*.

Les anciens distinguaient trois sortes de causes de maladies : les *prédisposantes*, les *occasionnelles*, et les *matérielles*, ou efficientes.

Les prédisposantes sont innées ou acquises; telles sont les *virus*.

Les occasionnelles sont toutes les choses qui entrent dans nos corps, et qui les entourent; par exemple *Hippocrate* avait observé « que le « changement de saisons engendrait beaucoup « de maladies, et surtout dans les saisons déré- « glées, soit par le chaud, soit par le froid, ou « par quelqu'autre intempérie de l'air. (1) »

Pour expliquer le sens de cet aphorisme, il ajoute : « pour ce qui regarde les saisons, quand « dans un même jour il fait chaud et froid, il y « aura beaucoup de maladies en automne (2). »

La cause efficiente n'est autre que la cause prédisposante, modifiée par les causes occasionnelles, en ce qui constitue la maladie.

Les anciens avaient trouvé le siége et la cause efficiente du *Choléra-Morbus* dans le tube intestinal et dans les organes concommitant à la digestion; mais nos célébrités modernes l'ont vu, les uns dans les nerfs trisplanchniques (grands sympathiques); d'autres dans les ganglions ou dans la moelle épinière (Rachidion).

Les anciens ont dit que la cause efficiente du *Choléra* résidait essentiellement dans les matières rendues par le haut et par le bas; nos modernes ont dit, les uns : c'est l'air; un *doctrinaire* : « c'est une punition de Dieu. »

---

(1) Aphoris 1er, Sect. 3.

(2) Aphoris, 4, Sect. 3.

Pour raisonner logiquement, il faut admettre deux premiers principes : l'incréé (Dieu), et le créé (le chaos).

Quoique l'Ecriture dise que l'Esprit (Dieu) était porté sur le chaos appelé les eaux : *spiritus Dei ferebatur super aquas*, nous croyons nous, qu'au lieu d'eau, l'air était le premier principe CHAOTIQUE, puisque tout est dans l'air. En effet, rien de tout ce qui existe dans le ciel et dans la terre n'a été fait sans le concours de l'air ; tout prend vie, croît et meurt en lui ; sans l'air point de feu, point de chaleur, point de lumière, point de vie, point de maladie, point de mort ; donc l'air, par sa nature, ne peut être cause efficiente des maladies ; il n'est nuisible que par ses qualités chaude, froide, sèche, humide, ou comme véhicule de toutes les émanations délétères ou gazeuses.

Pour réfuter le doctrinaire, qui dit le *Choléra* envoyé comme une punition de Dieu, nous lui demanderons d'abord s'il connaît un peu mieux *l'Etre-Suprême* que le fléau à définir ; auquel cas il nous resterait à lui demander la preuve de l'assertion de Dieu (être essentiellement bon), et enfin nous aurions à féliciter notre *docte* d'avoir été plus heureux que *Moïse* et Saint-Jean ; car le premier dit n'avoir vu Dieu que par derrière, et le second, que nul homme ne l'a jamais vu : *Deum nemo vidit unquam* (*ev., ch.* 1, *v.* 18.)

Si cette jonglerie pouvait être admise, il aurait fallu, en preuve, que le *Choléra* n'emportât que les profanateurs d'églises et briseurs d'images? Il n'eût donc pas privé le juste-milieu de M. *Casimir-Périer*. Ou bien alors, il faut supposer autant de *Choléra* particuliers que d'individus moissonnés pendant l'épidémie; M. *Casimir-Périer* serait mort du *Choléra algide* (froid); *le général Lamarque* du *Choléra cyanose* (bleu); et M. *Colnet* du *Choléra mélanose* (noir).

Comme on le voit, tous ces imposteurs n'ont pas oublié que le monde veut être trompé, et que tout ce qui est au-dessus de l'intelligence du vulgaire, est à ses yeux ou sacré ou profane, ou abominable (1). *Homère* raconte que du temps de la guerre de Troie, on avait coutume d'attribuer les maladies inconnues à la colère des dieux, dont alors on implorait le secours pour la guérison des malades (2).

(1) *Compère-Mathieu*.

(2) A l'occasion des dieux dont parle *Homère*, nous dirons que *Platon* en distinguait de trois sortes : les supérieurs, les mitoyens et les inférieurs. Les supérieurs, disait-il, sont si élevés, que les hommes ne peuvent communiquer avec eux que par l'entremise des dieux mitoyens, qu'il appelle démons. Ces démons se disent les ministres des dieux supérieurs, à l'égard des hommes; leur portant les ordres des dieux, et portant aux dieux les offrandes et les vœux des hommes; ils prétendent gouverner le monde, chacun dans leur département; ils président aux oracles et aux divinations; ils sont les auteurs de tous les miracles qui se font et des prodiges qui arrivent.

Quant à son tour, en pleine civilisation et au centre du progrès probable des lumières, un *chef doctrinaire* fait publier dans les journaux, après trente jours de ravages par l'épidémie, « qu'il ne reste plus pour guérir les malades du *Choléra-Morbus*, qu'à implorer la « miséricorde divine. » N'est-ce pas décerner publiquement un diplôme d'incapacité et d'ignorance à toutes ces célébrités européennes, et en même temps aux faiseurs d'instructions populaires, aussi bien qu'aux avaleurs de millions pour les cordons sanitaires?

Nos célébrités médicales, après avoir supposé au *Choléra-Morbus* une origine, un siége, une

---

Les dieux inférieurs, qu'il qualifie de demi-dieux, il les place où chacun sait. *Fénélon*, croyait que *Platon* avait lu dans l'écriture des Hébreux l'histoire des mauvais anges. L'on sait que cette espèce de *doctrinaires* conçut le dessein d'escalader les murs du ciel pour s'emparer du trône de la Divinité. Au moment de l'exécution, Dieu s'en aperçut et d'un coup de pied les précipita aux enfers. Satan leur accorda l'hospitalité, sous condition d'une bonne conduite, mais cette engeance ne pouvant vivre d'accord avec personne (pas même avec Dieu), ils excitèrent des émeutes. Satan en fut instruit, il fit venir devant lui les chefs; après une rude semonce, il les chassa de ses états, avec injonction de porter habituellement une robe noire pour se souvenir d'avoir été chassés des enfers, et de mettre par-dessus, dans certaines cérémonies, une petite chemisette blanche, comme un signe de leur expulsion du paradis. Depuis cette époque ils habitent entre le ciel et l'enfer, et déclarent en posséder les clefs.

cause efficiente, ont fait insérer dans le journal des Débats (1) le résumé de leurs moyens curatifs :

« Quant aux soins à donner, y est-il dit, ils « consistent à rappeler la chaleur à la surface « du corps par tous les moyens possibles ; les « bains chauds, les frictions faites continuel- « lement avec des flanelles imbibées de liqueurs « excitantes ; les couvertures extrêmement « chaudes autour des malades, les aromatiques « donnés à l'intérieur, associés à l'opium, tels « sont les moyens que la raison et l'expérience « conseillent, EN DÉPIT DU PETIT NOMBRE DE SUCCÈS ; « dans quelques jours nous pourrons donner « plus de détails sur le traitement le plus con- « venable qui sera adopté dans les hôpitaux. »

D'où l'on doit conclure que le traitement le plus convenable n'est certainement pas celui que *la raison et l'expérience de nos célébrités* conseillent : *faciamus experimentum animâ vili.*

L'un precrit le *sous-acétate de plomb* ; mais le plomb dissous est contraire à la vie des animaux ; les ouvriers qui travaillent le plomb sont sujets à trembler, à avoir des coliques, et à languir de consomption. Un autre ordonne sérieusement (à un corps qui, dit-il, devient cadavre) le *punch et le rhum.* — Mais ces liqueurs ne se

(1) 30 mars 1832.

prennent guère qu'après dîner ou dans des orgies. Un troisième, enfin, conseille *la glace.* — Mais le froid est constringent, et s'oppose à la circulation des humeurs à la périférie du corps, et par conséquent au retour de la chaleur!

Les aromates associés à l'opium pris par la bouche, irritent et assoupissent tout à la fois l'estomac, et empêchent le vomissement qu'il faudrait provoquer.

L'amidon et l'opium, si on les injecte par l'anus, arrêtent les évacuations alvines, qu'il faudrait au contraire faciliter.

Il est évident que ces diverses prescriptions et remèdes internes sont anti-rationnels et contre l'expérience; nous en dirons autant de l'application à l'extérieur, sur un corps qui se dessèche, des sang-sues, du moxa, des ventouses, des synapismes et des frictions avec l'alkali volatil *jusqu'à excoriation !!!*

Cependant les louangeurs quotidiens ne cessent de dire, en parlant de ces capacités : « Voilà « vos maîtres, vos professeurs, vos juges, vos « chefs; célébrités qu'on remplacerait difficile- « ment, talens qu'on ne peut trop payer! » Cela est incontestable; ne voit-on pas les uns trancher le fil de la vie avec une subtibilité égale à celle d'*Atropos*, les autres dénouer les cordons de vos bourses avec une adresse rivale de celle des *Vidocq!* Et on ose se plaindre!

Les journalistes véritablement consciencieux ont rempli une tâche sévère, mais utile, en dévoilant l'ignorance de certaines grandes réputations (auxquelles on ne rougit pas de donner les titres pompeux de *colonnes*, de capacités transcendantes, etc.) acquises par l'intrigue qui, durant l'épidémie ont deshonoré leur profession; un de ces journalistes a dit (1) : « Voyez « si à eux tous ils ont pu quelque chose con« tre le *Choléra!* les plus francs en convien« nent, ils n'en savent pas plus aujourd'hui « qu'hier, sur la cause, le siége et la nature « de cette maladie; toujours des conjectures, « des utopies, des rêvasseries; mais des guérisons, jamais. Si certains en guérissent, c'est « qu'ils ne l'avaient pas! le docteur *Broussais*, « par exemple, qui est-ce, sinon le *Sangrado* « de Gilblas? Ainsi des autres. Oh! que *Molière* « avait raison de flageller cette abominable « race; et que si *Molière* vivait, *Molière* la « cinglerait plus que jamais de sa longue « lanière. »

Oui, certes (et le journaliste n'a que trop raison), si l'art médical continue d'être enseigné et pratiqué par des sophistes, des intrigans ou des ignorans, plus avides d'or, de cordons et de places que de science. La médiocrité est

---

(1) *La Caricature*, 7 juin 1832.

envieuse de sa nature; pour percer la foule elle pille et vole, en défigurant tout ce qu'elle s'approprie. Par exemple, *Rhinoplatos* se dit inventeur du moyen de refaire des nez, quand *Taillacot*, chirurgien romain, l'avait découvert avant lui; tel autre, *Mandibula*, dit avoir inventé un procédé nouveau pour amputer les machoires (qui ne s'amputent jamais par élection); un troisième *lithontriptique* reçoit le prix *Monthyon* pour avoir, dit-il, inventé des instrumens propres à broyer la pierre, oubliant qu'*Ambroise Paré* les avait fait graver dans ses œuvres (1); un quatrième, *Strictus*, dit qu'il a observé le premier, que l'accroissement du fœtus se fait de l'extérieur à l'intérieur (ou que la barbe pousse avant le menton); au surplus la découverte, admissible ou non, n'est pas même nouvelle et date d'un peu avant *Aristote*, lequel cite *Démocrite* (2): « *qui ita, ut Democritus, aiunt exteriora primum animalis discerni.* » Un cinquième, enfin, *Lacusculus*, dit qu'un certain os, trouvé dans une carrière, était *anté-diluvien*, mais *Aristote* prétend que tout ce qui est aujourd'hui couvert des eaux de la mer a été autrefois terre ferme, et que celle-ci à son tour

(1) Liv. 17, ch. 10.
(2) *De gener. anim.*, liv. 2, ch. 4.

sera couverte des mêmes eaux (1). Point de déluge *universel*, donc!

A l'imitation de ces inventeurs prétendus, quelques-unes de nos célébrités, enhardies par la monomanie inventive, n'ont pas reculé devant la terrible maladie, et ont choisi des noms parmi les couleurs variées ou l'état de la peau des cholériques, pour en faire autant d'espèces de *Choléra* : de là le *Choléra-cyanose*, le *Choléra-mélanose*, le *Choléra-algide*; etc. Conséquens cette fois dans leur système, ils ont employé des remèdes de toutes les couleurs contre un fléau dont la cause leur était inconnue; préoccupés seulement du désir de créer du nouveau. N'est-ce pas le cas de dire avec *Labruyère* : « Laissons « prôner ces nouveautés à *Corine*, à *Lesbie*, à « *d'Argentière*, à *trouve-tout-bon*; les uns sont « payés pour parler et prôner, les niais se char- « gent de répéter et propager. » La confiance, en fait d'autorité, est moins pénible que la recherche de la vérité : les fourbes et les intrigans envahiront toujours les places, et le pauvre prolétaire païera toujours d'énormes impôts pour les héberger et les décorer de tous les ordres, depuis celui de la *Fidélité* jusqu'à celui du *Choléra-Morbus* (avec addition de l'habit noir, chapeau demi-claque, épée à pomme d'or).

(1) *Fénélon*, vie d'Aristote.

« Mais enfin par le temps le mérite avili,
« Vit l'honneur en roture, et le vice ennobli. »
(*Boileau*).

Français! admirez donc avec quelle sagacité le produit de vos sueurs est dispensé; vous, surtout qui pleurez encore la perte de vos pères, mères, frères, sœurs, enfans et amis, qui sont au nombre des 95,000 personnes dont le décès a été constaté à la Chambre des Députés par le docteur *Prunelle*. Voilà ce qu'on appelle faire faire d'éminens progrès à la médecine, en y ajoutant l'exhumation de l'ordonnance de 1666.

La vie est courte, l'art ne s'apprend qu'avec le temps, *vita brevis, ars longa* (1). Aujourd'hui on a des principes tout différens; qu'est-il besoin d'ailleurs de tant d'études? Si l'on en croit certains doctes (auxquels, comme le disaient les Grecs, on n'a pas encore coupé le nombril), les hommes ne sont plus ce qu'ils étaient du temps d'Hippocrate, et ne sont plus tributaires que d'une seule maladie, *c'est le sang! c'est le sang!* et voilà tout, contre laquelle aussi un seul remède suffit : *les sangsues*, *le sirop de gomme* et *la diète*, ou, si vous le préférez, *les ventouses* et le *moxa*. Avec ces deux formules, il n'y a pas de jeune homme de vingt ans qui ne puisse être

(1) Aphor. 1er.

reçu docteur, plus aisément qu'*Argan*, le malade imaginaire.

Il est quelques *Argan* dans le nombre des *doctes*, dont on est comme inondé en France; plusieurs des nouveaux adeptes, une fois enrôlés sous la bannière des maîtres, font le métier de *louangeurs*, par une juste réciprocité, et si ce n'est assez des paroles, ils prennent la plume; la plume, comme la langue, est une arme à deux tranchans : aujourd'hui comme du temps de *Pascal*, il existe une secte (si ce n'est la même), dont les chefs parlent peu, n'écrivent jamais et intriguent toujours : ils possèdent à fond l'art du teinturier, soit pour noircir, soit pour blanchir.

D'où l'on peut conclure que l'art de faire et de défaire les réputations est aussi ancien que l'art de parler et d'écrire.

CHAPITRE PREMIER.

Définition générale du Choléra-Morbus par les anciens.

Chacun a le droit d'accepter des récompenses et de s'en glorifier s'il le juge à propos, en consultant sa conscience. Il est encore permis d'ignorer les écrits des anciens; mais il ne semble pas permis de les accuser d'ignorance ou d'esprits lourds, quand il est prouvé, au contraire, que s'il y a ignorance, il faut renvoyer ce reproche à ceux qui, n'ayant pas su ou voulu lire les écrits des pères de la médecine, ont fait du *Choléra-Morbus* une nouveauté; pour ne pas tomber dans une telle erreur, il suffisait de lire l'étiquette du sac.

Le mot *Choléra* est grec; le mot *Morbus* est latin; ainsi donc voilà que déjà les Grecs et les Romains ont connu cette maladie, à moins qu'on ne veuille supposer, qu'à l'instar de nos célébrités modernes, ils aient donné un nom à une maladie inconnue ou à un enfant mort-né.

Les écrits d'*Hippocrate* ne sont point mêlés de faussetés, obscurcis par l'ignorance ni souillés par des rodomontades, comme le sont la plupart des écrits qu'on ose nous présenter. Ce vénérable vieillard, dont la conscience était si pure, que jamais l'orgueil ni l'intérêt ne l'ont fait s'écarter de la vérité, distinguait deux sortes de *Choléra* (1), l'un humide et l'autre sec ou venteux.

---

(1) *De ratione victus in acutis.*

Asclépiade, un siècle avant notre ère, définit le *Choléra* (dans son livre *de Finibus*), une évacuation vive et prompte d'humeurs hors de l'estomac et des intestins, dont le principe est dans un certain concours ou dans une certaine protrusion de corpuscules, ou comme il arrive quelquefois dans l'indigestion.

Celse (premier siècle de J.-C.) dit : Le *Choléra-Morbus* est une maladie qui paraît commune à l'estomac et aux instestins, car le malade va par haut et par bas; outre cela, il y a gonflement et tranchée; la bile que l'on rend est d'abord semblable à de l'eau, à de la lavure de chair, quelquefois elle est blanche, ou jaune ou verte, ou noire, ou de différentes couleurs. Les Grecs ont appelé cette maladie *Choléra* (1).

Aretée, vers le deuxième siècle de l'ère vulgaire, dit : La maladie du *Choléra* est un reflux de matières de toutes les parties du corps vers l'estomac, le ventre et les intestins; ce qui constitue une maladie très aiguë, dans laquelle on rend, par le vomissement, ce qui est contenu dans l'estomac et le *duodénum*, et par les selles toutes les humeurs du ventre et des intestins (2).

Cœlius Aurelianus, qui vivait, dit-on, dans le troisième siècle de J.-C., définit le mot *Choléra* comme une maladie consistant dans un flux ou

(1) Liv. 4, chap. 14.

(2) Liv. 2, chap. 5 des signes et des causes des maladies aiguës.

évacuation de bile par la bouche et par l'anus (1).

Enfin, tous ces pères de la médecine, pour ne pas confondre le siége et les causes du *Choléra*, le distinguaient :

1° En *idiopathique*, dont le siége et la cause efficiente sont dans le tube intestinal et le ventre, comme dans le *Choléra-Morbus* épidémique.

En *symptomatique*, dont le siége est toujours dans le tube intestinal et le ventre, et la cause efficiente ailleurs, comme la répercussion de la variole, de la rougeole, de la scarlatine, dont le siége est dans la peau.

En *sporadique*, qui règne çà et là, par des causes différentes et particulières à chaque individu.

En *endémique*, ou propre à certains pays, à cause de l'air, de l'eau, de la situation et de la manière de vivre; comme nous lisons dans l'histoire naturelle des Indes de *Bontius* (2), et dans les voyages de *Thévenot* (3), que le *Choléra* est endémique parmi les habitans de l'Inde, de la Mauritanie, de l'Arabie et de l'Amérique. Accumuler les citations d'auteurs semble superflu. Ce que *Pline* a dit, il y a quelques deux mille ans, est encore vrai aujourd'hui : « le monde veut être trompé » (*mundus vult decipi*), *ergo* (donc) on a pu faire accroire à près de trente-deux millions de Français que le *Choléra* était une maladie nouvelle.

---

(1) Liv. 3, chap. 19-20 des mal. aig.

(2) Liv. 4, ch. 6.

(3) Part. 2, liv. 2, chap. 20

« On se demande encore, dit le journal *des Dé-*
« *bats* (1), si c'est le véritable *Choléra-Morbus asia-*
« *tique*, ou seulement le *Choléra-Sporadique*, que
« l'on voit régner parmi nous; la question n'est pas
« douteuse, cette maladie ne peut être confondue
« avec une autre; on la reconnaît dès qu'on la voit,
« quand on se rappelle la manière énergique dont
« elle a été définie par *M. Magendie*; *ceux qui en*
« *sont frappés deviennent cadavres en quelques*
« *momens; ces deux mots en disent plus que toutes*
« *les descriptions.* »

Nous allons *voir si cette* sentence est sans appel.

CHAPITRE II.

Description particulière du Choléra-Morbus épidémique.

§ I. — Signes caractéristiques.

Le *Choléra-Morbus* épidémique est un reflux de matières de toutes les parties du corps vers l'estomac, le ventre et les intestins, ce qui constitue une maladie très aiguë, dans laquelle on rend par le vomissement ce qui est contenu dans l'estomac et le *duodénum*, et par les selles, toutes les humeurs du ventre et des intestins (*Aretée*).

Cette maladie est ordinairement précédée de tension et de pesanteur d'estomac, d'anxiété, d'agitation, d'insomnie, de tranchées accompagnées de borborysme ou bruit d'entrailles, de douleurs de ventre, d'évacuation de vents par l'anus, qui ne

(1) 30 mars 1832.

soulage point, de rapports nidoreux, de nausées, d'une salivation plus ou moins abondante, et d'un sentiment de pesanteur et de resserrement de poitrine, accompagné de l'abattement des membres (*Cœlius*).

Le *Choléra-Morbus* s'annonce tout à coup par un vomissement et une diarrhée continuels; les matières que l'on rend d'abord dans ce vomissement sont ordinairement des alimens corrompus et des humeurs aqueuses, blanchâtres, jaunâtres, grisâtres. Ces matières prennent ensuite la couleur de jaune d'œuf, poracée, noirâtre. Celles rendues par le bas sont souvent écumeuses, très âcres, et suivent l'altération et la nature des matières rendues par le vomissement. *Aretée* a observé que ces évacuations se font d'abord sans peine et sans douleur, mais dans la suite elles sont accompagnées de tranchées et de maux d'estomac cruels.

A mesure que la maladie augmente, la cardialgie (1) et les tranchées sont plus fortes, il y a défaillance, résolution des membres, agitation continuelle; si le malade prend quelque chose, il le rejette sur-le-champ avec bruit, nausées, et chargé de bile jaune; les selles sont de la même nature. Alors le pouls devient filiforme et même nul, la surface du corps devient froide, et le frisson saisit le malade. La face est dite hippocratique ou cadavéreuse; la peau du front est rugueuse; les yeux enfoncés et entourés d'un cercle noirâtre; le nez

---

(1) Douleur à l'orifice œsophagien de l'estomac.

est effilé et les narines ouvertes; les tempes sont creuses, les oreilles froides et retirées, les lèvres livides, celle d'en bas pendante, et la bouche béante laisse couler la salive. Les membres sont en contraction, les doigts et les orteils sont recourbés, les mains et les pieds sont comme desséchés, ce qui donne à la peau qui les recouvre une teinte violette; les ongles deviennent livides, le vertige s'empare de la tête, et le hoquet fatigue l'estomac.

Lorsque la maladie est à sa plus haute période, la soif est insatiable; le malade éprouve des envies continuelles et inutiles de vomir et d'aller à la selle, comme dans le *tenesme;* la voix s'affaiblit, la respiration est fréquente et difficile, les urines sont supprimées, les membres, violemment contractés, sont affligés de convulsions et de crampes; des douleurs atroces se font sentir au dos et aux reins; celles du dos correspondent, par-devant, dans l'espace compris entre le nombril et le creux de l'estomac, vis-à-vis le lieu où est situé le *duodénum*, portion d'intestin où est le siége principal du *Choléra;* les parties circonvoisines du cœur se gonflent, et la douleur est semblable à celle que l'on ressent dans la passion *iliaque*. Les excrémens sont quelquefois sanglans, les membres faibles et exténués, les yeux rouges; enfin, dit *Aretée*, le hoquet est un des derniers symptômes de la maladie. Le malade s'éteint dans les convulsions, la strangulation, c'est-à-dire d'une mort triste et cruelle.

Le plus grand secret de la médecine est de connaître le siége et le cause des maladies.

§. II. — *Du siége du* Choléra-Morbus.

Tous les bons médecins ont reconnu que le siége du *Choléra* était dans le tube intestinal, surtout dans le *duodénum* et dans l'appareil biliaire; ce qui leur a été démontré par la dissection ou par l'autopsie, et par la nature des matières rendues par la bouche et par l'anus.

Dans la dissection des sujets qui sont morts du *Choléra*, ils ont ordinairement trouvé les petits intestins, spécialement le *duodénum* et l'orifice droit de l'estomac (pylore), gangrénés, couverts de bile, et teints en jaune à l'extérieur, et remplis d'une humeur semblable à celle rendue par le vomissement. Ils ont trouvé les veines de l'estomac extrêmement gonflées, l'épiploon rétracté vers son origine, le foie obstrué et desséché, la vésicule du fiel et les conduits biliaires extrêmement flasques et dilatés, ce que nous lisons dans les observations médico-anatomiques des *Dolé* (1), des *Bartholin* (2), des *Riolan* (3), etc.; d'où il suit que quoiqu'il faille chercher généralement le siége du *Choléra* dans l'estomac et les intestins, on le trouvera particulièrement dans le *duodénum* et dans les conduits biliaires, vis-à-vis le *plexus* solaire (opistogastrique): c'est par cette raison que toutes les parties du système nerveux, entre lesquels il y a sympathie, sont affectées dans cette maladie.

---

(1) Encycl. médic., liv. 3, ch. 4.
(2) Hist. anat. cent., 2. observ., 81.
(3) Antrop. liv., chap. 20.

§ III. *De la cause* efficiente *du* Choléra-Morbus.

« Il est impossible qu'on puisse guérir les ma-
» ladies si on ignore d'où elles viennent. »

(*Non credunt posse eum scire quomodò morbos curare conveniat, qui undè hi sint ignoret.*) Celse, l. 1, proœf.

La cause efficiente du *Choléra* est dans les matières rendues par les vomissemens et par les selles; les matières que l'on rend sont presque toujours bilieuses; elles ne varient, quant à la bile dont elles sont chargées, que du plus au moins. Si elles sont tantôt blanchâtres, jaunâtres, et d'autres fois verdâtres ou noirâtres, c'est qu'il se joint à la bile des humeurs étrangères, âcres, acides, séreuses, et même du sang. Or, le mélange de ces matières ne peut se faire que dans le *duodénum*, qui représente un second estomac par ses courbures, par sa situation et par sa capacité, et surtout par l'afflux de la bile et du suc pancréatique, qui s'y fait par la voie du canal cholédoque et du canal pancréatique.

La cause première du *Choléra* est le picotement de la membrane muqueuse de l'estomac et des intestins; puis la constriction convulsive de ces viscères; constriction produite par la matière qu'ils contiennent, et cause immédiate de la mort. D'où il est évident que la constriction, successivement augmentée par la qualité âcre des matières, est la cause des douleurs lancinantes et pongitives, avec cardialgie et resserrement des deux côtés de la poitrine (*hyppocondres*).

C'est cette cause âcre qui produit une rétroaction dans le mouvement péristaltique de l'estomac et du *duodénum*; cette cause agit de bas en haut et contre l'ordre accoutumé; au lieu que dans l'autre portion du tube intestinal, elle agit de haut en bas : c'est pourquoi il y a tout à la fois vomissement et diarrhée. C'est un fait que là où il y a irritation il y a afflux; donc les humeurs doivent se porter en plus grande quantité dans les vaisseaux de l'estomac et du *duodénum* et dans les autres viscères abdominaux. De plus, les humeurs, retenues dans les vaisseaux, par leur constriction spasmodique, s'épaississent, en formant obstruction, et y déposent leurs particules les plus subtiles et les plus pénétrantes; or, elles sont presque toutes âcres, séreuses et bilieuses : le long séjour de ces particules occasionne quelquefois la rupture des vaisseaux sanguins, et donne lieu à l'effusion de quelques gouttes de sang qui, venant à se mêler et à se coaguler avec ces matières, forment des grumeaux blanchâtres, entourés d'un liquide semblable à de la lavure de chair; si les vaisseaux ne se rompent point, et que les humeurs continuent d'y séjourner, il surviendra inflammation, la gangrène et la mort. Mais ce ne sont pas là les seuls effets du spasme : en vertu des rapports sympathiques des nerfs trisplanchniques (1), pneumo-gastriques (2), et du plexus opistogastrique (3), cette

(1) Grands sympathiques.
(2) Moyens sympathiques.
(3) Solaire.

sympathie s'étend de proche en proche, et se communique aux parties adjacentes. C'est par elle que les conduits biliaires sont affectés, irrités, et contraints de se vider dans le *duodénum* (dans la dissection, on retrouve ces conduits et la vésicule du fiel, flasques et relâchés). Si l'agitation qui accompagne les spasmes passe au diaphragme, il y a hoquet; si elle passe au cœur, il y a palpitation; si elle passe aux poumons, il y a oppression; si elle s'étend au larynx et au pharynx, il y a tout à la fois aphonie et strangulation; si c'est aux reins, il y a suppression d'urine; si c'est à la vessie, il y a dysurie; si elle s'étend à la périférie du corps, il y a froideur, surtout aux membres; si les membranes du cerveau (encéphale) et de la moelle épinière (rachidion) en sont attaquées, il y a mouvement convulsif, et en quelque sorte épileptique.

Il est bon de remarquer que ces divers effets du spasme se manifestent presque tous à la fois, ou se succèdent d'une manière effrayante. D'après ce, il n'est pas étonnant que toutes les fonctions soient perverties; parce que le sang qui, par l'action du cœur et des artères, est ordinairement porté du centre à la circonférence, reflue, au contraire, vers le centre, et avec une telle vitesse, que les viscères abdominaux en sont comme suffoqués. Aussi les anciens croyaient que la cause efficiente du *Choléra* tenait des poisons; car, disaient-ils, les effets des poisons sur le corps sont tellement semblables aux symptômes du *Choléra*, que mourir du *Choléra*, ou mourir empoisonné, c'est précisément la même chose. C'est pourquoi ils regardaient le *Choléra* comme une maladie des plus aiguës et des plus dangereuses, exigeant les secours les plus prompts. Cependant, dit *Celse*, il n'y en a point à laquelle on remédie avec moins d'apprêts. Tous les grands médecins dont nous avons parlé, et ceux que nous avons omis, sont d'accord sur ce point, et sur le mode de traitement à suivre dans cette triste maladie. Ils sont également d'accord sur la base du traitement. *Aretée* dit « qu'il faut surtout « bien se garder de supprimer les évacuations dans « le *Choléra*, parce que ce sont les voies que la na- « ture a choisies pour se débarrasser des crudités « (cause efficiente). » Nous pouvons affirmer, d'après la raison et l'expérience, que c'est l'ignorance de nos célébrités, de ce précepte, qui a coûté la vie à plus de 60,000 personnes, sur les 95,000, dont le décès a été constaté à la Chambre des Députés, par le docteur *Prunelle*.

« Il serait dangereux, dit *Lieutaud*(1), de suivre, « dans le traitement de cette maladie, la route « qu'indiquent la plupart des écrivains qui ont fait « un étrange abus des remèdes, même les plus con- « traires aux vues qu'on doit avoir; ne suivant, en « cela, que leurs préjugés, ou l'exemple de quelques « autres, qui n'étaient pas mieux éclairés qu'eux. « Ceux qui mettent la *saignée* à tout, ne manquent « pas de l'appliquer au *Choléra* : il y a, à la vérité, « quelques cas où il est permis d'en user, mais ils « sont très rares; et *ceux*, pour le plus grand nombre,

(1) Précis de méd. prat. page 223 et suivantes.

« qui *s'attribuent le droit de conduire les autres,*
« *sont incapables de les discerner.* »

« Tel brille au second rang, qui s'éclipse au premier. »
VOLTAIRE.

Il y a dix-huit siècles que *Celse* a dit : « L'usage de la saignée n'est pas une nouveauté; « mais c'en est une d'employer ce remède dans pres- « que toutes les maladies. » *Sanguinem, incisâ venâ, mitti novum non est; sed nullum penè morbum esse in quo non mittatur, novum est* (*Celse*, liv. 2, chap. 10).

Indiquons maintenant les secours les plus approuvés et les plus efficaces.

§ IV. — *Traitement du* Choléra *épidémique.*

« Ce n'est pas par les beaux discours (1), mais
« par les remèdes, qu'on guérit les malades. »
(CELSE, l. 1er, préf.)

Il n'y a point de maladie à laquelle on remédie avec moins d'apprêts (*Celse*). On se gardera bien de supprimer les évacuations, parce que la bouche et l'anus sont les voies que la nature a choisies pour expulser la cause efficiente (*Aretée*); en le faisant ce serait renfermer l'ennemi dans les entrailles (*Sydenham*).

---

(1) « La langue paraît s'altérer tous les jours, mais le style se « corrompt bien davantage : on prodigue les images et les tours « de la poésie en physique; on parle d'anatomie en style ampoulé; « on se pique d'employer des expressions qui étonnent, parce « qu'elles ne conviennent point aux pensées. »
(*Voltaire*, lettre à M. l'*abbé d'Olivet.*)

La méthode curative consiste à ôter ou corriger la cause efficiente, à calmer les douleurs et les spasmes, et à redonner au malade les forces qu'il a perdues.

On favorisera l'expulsion de la cause efficiente, en buvant continuellement, mais en petite quantité à la fois, de l'eau tiède ou dégourdie, ou bien de l'eau de poulet ou de veau, de l'eau panée ou du petit lait, de légères infusions de fleurs ou de feuilles de plantes adoucissantes ou émollientes, de l'orangeade ou de la limonade, etc. On donnera, en même temps, des lavemens avec le liquide adopté pour boisson; et on continuera, tant les lavemens que la boisson, aussi long-temps que dureront les évacuations (ce qui est l'affaire de trois ou quatre heures, ou de sept à huit, au plus), ou tant que les matières rendues seront chargées d'humeurs bilieuses ou corrompues. Le judicieux *Celse* a observé que, même quand le malade n'en rendrait pas, c'est toujours un avantage de mêler un liquide aux matières et humeurs contenues dans le tube intestinal; par ce moyen, on en corrige l'âcreté, comme on diminue la force du vin en y ajoutant de l'eau; et d'ailleurs, fait remarquer cet homme célèbre, on est en partie guéri, lorsque le vomissement est arrêté.

Si l'une ou l'autre de ces boissons ne facilite pas suffisamment les vomissemens, et que le malade ressente une pesanteur entre le nombril et le creux de l'estomac, avec oppression, nous avons employé, avec succès, le sirop d'ipécacuanha, à la dose de deux onces, avec addition de douze grains d'ipécacuanha en poudre, par cuillerée à bouche, dans une tasse de la boisson, de quart d'heure en quart d'heure. Nous avons ordonné, de la même manière et avec un égal succès, douze grains d'ipécacuanha, en poudre, mêlés avec un grain d'émétique (*tartrite de potasse antimonié*), le tout partagé en quatre doses.

Quand les vomissemens sont plus fréquens que les selles, nous avons fait prendre, afin de produire une révulsion par le bas, une infusion, par verrées d'une pincée soit de scordium, de chardon béni ou de scabieuse, dans un litre d'eau, avec addition de deux gros de sel de *glauber* (sulfate de soude) et de deux grains d'émétique.

Nous avons encore aidé la révulsion des humeurs vers le bas, en prescrivant des lavemens composés d'une décoction émolliente, d'une cuillerée de sel de cuisine (muriate de soude), avec deux cuillerées de vinaigre (acide acéteux).

La deuxième indication, qui consiste à calmer les douleurs, les crampes, les spasmes, deviendra superflue si on s'en tient à la lettre et à l'esprit de cet axiome de toute éternité : « ôtez la cause, l'effet « cesse. » *Sublatâ causâ, tollitur effectus.*

Néanmoins, attendu que les symptômes du *Choléra* se manifestent simultanément avec les vomissemens et les selles qui en sont les principaux caractères, et aussi pour satisfaire les préjugés du malade et des assistans, on calmera ses douleurs par l'emploi des remèdes topiques.

Les anciens conseillaient, pour calmer les effets du *Choléra*, des topiques solides et liquides, sous la dénomination d'épithèmes, d'embrocations, de fomentations, de linimens, etc.; mais comme les malades jouissent de peu de repos, il faut en général renoncer aux topiques solides, qui se déplaceraient, ou dont le poids fatigue l'être qui souffre; quant aux topiques liquides, il faut les employer, car ils contribuent à soulager le malade. Dans cette intention, nous avons conseillé de légères frictions, à la main, avec un liniment composé de baume tranquille (deux onces), et de deux gros d'éther, ou bien avec l'eau thériacale et le baume tranquille. On peut encore se servir pour frictions, soit de l'eau anti-psorique et cosmétique de Mettemberg (1), soit des eaux aromatiques et spiritueuses de mélisse, de Cologne, de lavande, de camomille, d'absynthe, de rue, etc., pour apaiser les douleurs. On peut aussi employer dans la même intention, et toujours en frictions douces, les huiles simples, ou celles aromatiques, puisque la fin qu'on se propose est non seulement de calmer les douleurs, les spasmes et les crampes, mais encore de ranimer la circulation à la périférie du corps, en y rappelant la chaleur. Ces frictions doivent avoir lieu sur les parties affligées telles que le ventre, le creux de l'estomac et les deux côtés de la poitrine, les reins et le dos; les articulations de la mâchoire près des oreilles, les bras, depuis les épaules jusqu'au bout des doigts, les cuisses, les jambes et les pieds. On

---

(1) Cette eau a obtenu le plus grand succès pendant l'épidémie.

recouvrira ou on enveloppera immédiatement après, les unes ou les autres de ces parties, avec des flanelles, du molleton, du coton, de la laine, des étoupes, ou bien du vieux linge.

Pour calmer la soif qui tourmente horriblement les malades, une fois que le *Choléra* et ses symptômes commencent à s'affaiblir, *Fred-Hoffman*, conseille le petit-lait avec un demi-gros de sel de nitre par litre, ou le sel de prunelle (*cristal minéral*), *nitrate de potasse*. Le malade, quels que soient ses désirs, n'en doit boire que peu à la fois, mais en réitérant fréquemment, et ayant soin de se gargariser la bouche avec de l'eau simple nitrée et un peu de sirop de mûres. « Il faut convenir, dit « *Hoffman*, de l'efficacité singulière du nitre et du « sel de prunelle dans cette maladie, dont non « seulement ils corrigent la chaleur, mais préviennent encore l'inflammation. » Nous le dirons encore, les Anciens dont nous avons parlé, et ceux que nous avons omis, et *Hoffman*, lui-même, font le plus grand éloge de l'eau simple, modérément froide (c'est-à-dire à la température de la chambre du malade), prise fréquemment, pour apaiser la soif et redonner du ton aux parties affaiblies.

Le hoquet tourmente encore beaucoup le malade. Si les remèdes indiqués ci-dessus, contre la soif, ne réussissaient pas, nous avons employé avec avantage la potion anti-vomitive de *Rivière*, composée de douze à vingt-quatre grains de sel d'absynthe (*carbonate de potasse*), dans une cuillerée de jus de citron; on prend cette potion dans le moment de l'effervescence. On peut y substituer deux ou trois gouttes d'esprit de nitre dulcifié avec autant d'opium aqueux, le tout mêlé dans une cuillerée d'eau froide, ou bien une cuillerée à café de vinaigre, ou bien encore trois ou quatre gouttes d'éther (liqueur minérale anodyne *d'Hoffman*), dans une cuillerée d'eau froide. On doit, si ces premiers moyens ne réussissaient pas, recourir à l'application de ventouses sèches sur le creux de l'estomac, ou entre les deux épaules, et même aux cataplasmes mitigés de farine de moutarde, de graine de lin, ou de moutarde seule, le tout cuit dans du vinaigre pur.

La troisième indication, qui consiste à redonner au malade les forces qu'il a perdues, n'est pas la moins difficile. Nous avons en cela suivi le conseil de nos maîtres. *Hippocrate* dit : « l'usage du vin « apaise la faim (*famem vini potio solvit.* « *Aphor.* 21. *Sect.* 2). » *Celse, Arete'e*, etc., recommandent de donner pour boisson au malade, après que les premiers symptômes du *Choléra* ont cessé, une boisson d'eau froide avec un peu de vin; c'est-à-dire une cuillerée à bouche sur une verrée d'eau, en en prenant peu à la fois. Par ce moyen, on évitera que le malade ne tombe en faiblesse.

On donnera avec avantage, comme cela nous a été démontré par l'expérience, d'une potion composée d'eau distillée de chardon béni, trois onces; de sirop d'œillet rouge, une once; de sirop de fleurs d'oranges, une demi-once; d'esprit de mindérérus (acétate ammoniacal) un scrupule; et teinture de castoreum, douze gouttes; le tout mêlé et à prendre par cuillerée à bouche d'heure en heure. Au besoin, on peut lui substituer une rôtie d'une tranche de pain grillée, une once ou deux de sucre, une verrée d'eau tiède et une demi-verrée de bon vin. On peut y ajouter le suc d'un citron ou d'une orange, à prendre par cuillerée. On intercalle avec avantage des quarts de tasse de bouillon de poulet, ou de veau ou de mouton, ou même de bœuf, en ayant soin de le bien dégraisser. A mesure que les forces se rétablissent on augmente proportionnellement la nourriture; on joindra aux bouillons, soit du vermicelle, soit de la semoule, ou de la crême de riz, ou même du pain bien mitonné, graduant la nourriture jusqu'à ce que les forces du malade soient entièrement revenues.

OBSERVATIONS.

Le *Choléra* étant une maladie vive et prompte, on pourrait demander ce que feront les habitans des campagnes éloignées des villes, en attendant le médecin et les remèdes? — Nous allons réunir ici, dans cette vue, comme un résumé de nos remarques pratiques.

Pour faciliter les ÉVACUATIONS par haut et par bas, dans les cas précédemment indiqués, nous suivrons encore les Anciens (qui ne connaissaient ni l'ipécacuanha, ni l'émétique); nous conseillons donc, dans l'urgence, ce que prescrivaient *Hipprocrate*, *Celse*, etc., de faire prendre au malade, afin de provoquer les vomissemens, une légère décoction d'hysope, à laquelle on ajoute un peu de sel marin (*muriate de soude*), et un peu de vinaigre (*acide acéteux*); ou bien de l'eau de mer, des eaux minérales chaudes, purgatives.

On administrera des LAVEMENS avec ces liqueurs, ou avec la décoction de mercuriale, de bettes ou poirées, de seneçon, de pavots, enfin avec toute espèce de plantes émollientes, à quoi on ajoutera un peu de sel et de vinaigre.

On fera des FRICTIONS avec une huile quelconque, d'olives, de lin, de lys, etc; on rend ces huiles aromatiques en y faisant bouillir de la rue, de l'absynthe, de la camomille, de la lavande, du serpolet. On peut aussi faire des décoctions de ces plantes dans le vin, l'eau-de-vie, le vinaigre, ou même de l'eau simple; et ces décoctions peuvent servir également pour frictions et fomentations.

Quand les PREMIERS SYMPTÔMES du *Choléra* seront apaisés, et de crainte que le malade ne tombe en *faiblesse*, on lui fera prendre, par cuillerée, de l'eau froide avec un peu de vin, ou bien une rôtie de pain grillé, avec du sucre, de l'eau et du vin; puis des bouillons faits avec la volaille, le veau, le bœuf ou le mouton; augmentant graduellement les boissons et les bouillons nourrissans, au fur et à mesure que les forces reviendront.

Les MALADIES ÉPIDÉMIQUES, quels qu'en soient la nature et le genre, se manifestent vers les équinoxes (1).

---

(1) *Sydenham* a observé que le *Choléra* est aussi régulier à paraître dans ces saisons que les hirondelles au printemps.

Celui d'automne est le plus meurtrier. C'est vers ces époques qu'il fait chaud sur le milieu du jour, froid le matin, le soir et durant la nuit. Les vents du nord, froids et humides, sont pernicieux. On combat ces influences en se tenant suffisamment vêtu, principalement la poitrine, le ventre, les reins et les pieds.

Le *Choléra* est plus fréquent et plus violent dans les pays chauds que dans les pays tempérés. Il attaque indifféremment tous les âges, tous les sexes et tous les tempéramens; les très jeunes personnes et les adolescens y sont plus sujets que les personnes âgées, mais, en revanche, il est beaucoup plus dangereux pour celles-ci que pour les autres.

Les ENFANS qui tettent leur mère ou nourrice, après qu'elle s'est abandonnée à quelque passion ou émotion violentes, en sont souvent attaqués

Les personnes d'une CONSTITUTION FAIBLE ET DÉLICATE, susceptibles d'impressions vives, de même que les personnes maigres, bilieuses et colères, y sont éminemment sujettes; cela tient, pour ces dernières, à ce que les humeurs sont beaucoup plus bilieuses que celles des tempéramens sanguins, pléthoriques et lymphatiques, dont les humeurs sont, au contraire, aqueuses et séreuses.

Les personnes dont la DIATHÈSE est CACHECTIQUE, SCORBUTIQUE, MÉLANCOLIQUE, ou encline à la COLÈRE, ont tout à redouter du *Choléra*, souvent mortel pour elles.

Les personnes dont le tube intestinal est rempli de SABURRE (humeurs corrompues), ayant la langue blanche ou jaune, avec saveurs amère, douce aigre ; celles incommodées de pesanteur d'estomac, de rapports nidoreux, chauds et fades, y sont très sujettes, surtout si elles mangent des crudités, des alimens gras, et qu'elles boivent après des liqueurs non fermentées, ou qu'elles fassent excès de spiritueux.

Les anciens ne confondaient pas le *Choléra* avec le flux de ventre (DYSENTERIE) ; le *Choléra* ne va jamais sans diarrhée et vomissement tout à la fois ; il se termine promptement et n'est pas contagieux. Au contraire, la DYSENTERIE dure long-temps ; elle est contagieuse, sans vomissement, si ce n'est quelquefois au commencement et à la fin.

Pour se préserver des maladies, *Hippocrate* recommandait de se faire vomir deux fois chaque mois ; c'est un peu trop, mais nous pouvons assurer que *Corvisart* en faisait un fréquent usage, avec le plus grand succès. Notre pratique de quarante années a confirmé pleinement celle de ces deux hommes célèbres ; nous nous applaudissons d'avoir suivi en cela cet aphorisme d'*Hippocrate* : « *Ceux qui ressentent des douleurs causées par les humeurs, au-dessus du diaphragme, doivent être purgés par le haut ; pour les douleurs qui se font sentir au-dessous, doivent être purgés par le bas.* » (Aph. 18, sect. 4).

POUR SE PRÉSERVER DU CHOLÉRA, on mangera peu, dans la saison, des melons, des concombres, des courges, des pêches, des prunes, surtout des jaunes, des cerises douces, des raisins, des gâteaux faits avec beaucoup de beurre, des champignons, des poissons gras ou huileux.

Après avoir mangé de ces alimens, ou des crudités, on s'abstiendra surtout de boire du vin, de la bière, du cidre non fermentés.

On évitera, en mangeant, ou après avoir mangé, de se mettre en colère; on évitera également les transitions subites du chaud au froid.

Chaque jour, on fera un exercice modéré, en ayant soin de se vêtir eu égard aux influences variées de l'atmosphère.

Tout ce qui peut affaiblir le corps dispose au *Choléra* : par exemple, l'abus des saignées, des sang-sues, des purgatifs, etc.

Sicut umbra declinaverunt.

Le médecin, la maladie, la reconnaissance, le mort, etc.

IMPRIMERIE DE MADAME VEUVE POUSSIN,
Rue et hôtel Mignon, 2.

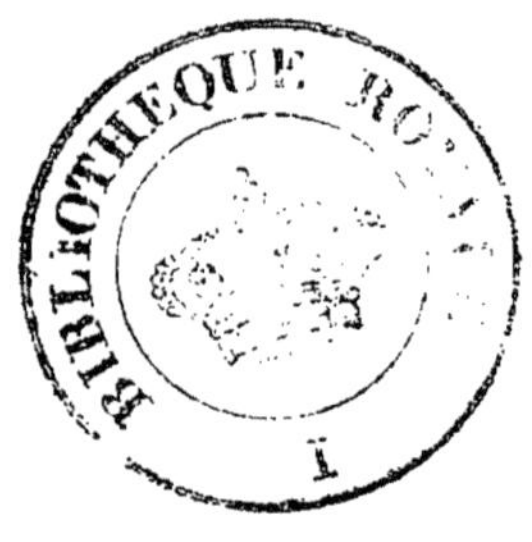

www.ingramcontent.com/pod-product-compliance
Ingram Content Group UK Ltd.
Pitfield, Milton Keynes, MK11 3LW, UK
UKHW020405220726
13923UKWH00004B/1748